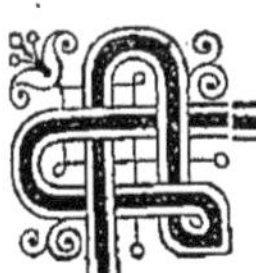
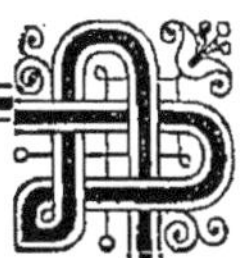

# SIMPLE RÉPONSE

## D'UN AMI

DE

# L'HOMŒOPATHIE

## A UN ENNEMI

## DU PROGRÈS ET DE LA VÉRITÉ EN MÉDECINE.

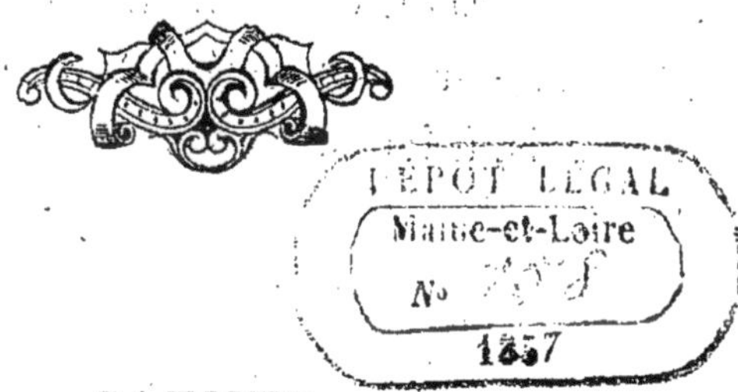



SAUMUR,

IMPRIMERIE-LIBRAIRIE DE ROLAND FILS.

1857.

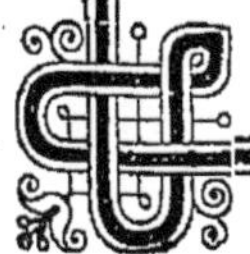
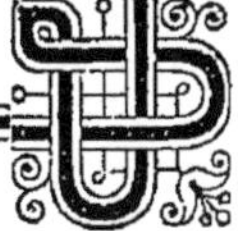

# JOURNAUX HOMŒOPATHIQUES.

JOURNAL DE LA SOCIÉTÉ GALLICANE DE MÉDECINE HOMOEOPATHIQUE, de Paris, paraissant deux fois par mois, chez J.-B. BAILLIÈRE, rue Hautefeuille, 19.

REVUE MÉDICALE HOMOEOPATHIQUE, publiée à Avignon, par une société de Médecins, paraissant tous les mois, à Paris, chez J.-B. BAILLIÈRE, rue Hautefeuille, 19.

# I.

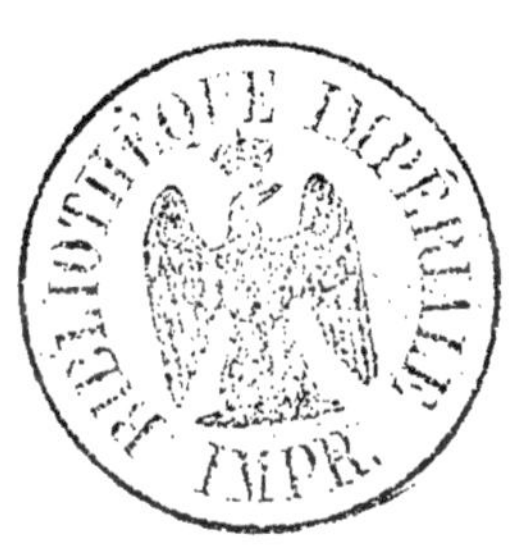


« ...... Oculis errantibus alto,
» quæsivit in cœlo lucem, ingemuitque repertâ ! »

« Virgile. »

« Ils ont trois mille ans cherché la lumière
» et ils gémiraient de voir qu'elle est trouvée !

(*Traduction libre.*)

Une brochure, ou plutôt un pamphlet vient de paraître contre l'homœopathie ; par un docteur médecin de Saumur.

Nous faisons peu de cas, en général, de cette sorte d'écrits qui ne peuvent en rien, servir les intérêts de la médecine et de l'humanité, et qui le plus souvent, déconsidèrent leur auteur en même temps que leur profession. Etranger à ce pays où nous sommes venu chercher du repos et de la santé, nous ne voulions pas répondre à une attaque que nous n'avions en rien provoquée, et qui, vraiment, ne nous a pas semblé présenter les formes et le caractère que réclame la profession si élevée de médecin.

Depuis bientôt vingt-cinq ans, que nous avons l'honneur d'appartenir à la docte Faculté, nous avons toujours pensé que les différences d'opinions, les contestations scientifiques, les disputes même, devaient se traiter avec la courtoisie de rigueur, dans le sein même de nos assemblées, académies, sociétés respectives ; ou bien encore dans des livres ou journaux, consacrés spécialement à nos travaux. Nous n'aurions jamais pu croire, non plus, qu'un de nos confrères put oublier ainsi le respect qu'on doit à la science, à ses représentants et à soi-même.

Aussi, tout obligé que nous sommes, pour répondre, de prendre une voie que nous condamnons, nous n'imiterons cependant pas notre adversaire, dans le genre de style qu'il a adopté, le trouvant trop indigne de notre cause et de nous-même.

Et, puisque des amis trop dévoués, nous ont pressé de réfuter une aussi triste diatribe, nous nous permettrons alors, de nous écrier avec eux :

« Où était-il donc l'auteur du pamphlet, il y a 15, 20 ans, alors qu'attaqués de tous côtés, par des célébrités réelles, nous répondions déjà aux lazzis, aux dénégations lancés contre nous ?

« N'est-ce pas être trop naïf ou prétentieux que de se poser à cette heure, en pourfendeur d'une doctrine, d'une vérité qui a conquis partout ses droits de cité et qui se pratique, en ce moment, dans toute l'Europe et sur le globe entier même ? »

Encore si, se bornant à déverser sur nous sa bile amère, le critique n'attaquait pas en même temps, le *magnétisme*, la *cranioscopie* avec la même outrecuidance comme pour nous confondre tous dans la même réprobation !

« Et que ne jette-t-il donc, alors, son anathème, contre la *vaccine*, la *télégraphie*, *l'emploi de la vapeur*, la *photographie*, et tant d'autres découvertes, reconnues, admirées aujourd'hui, après avoir été, comme nous, persécutées à leur avènement ! »

Cet ennemi du progrès, serait-il donc du nombre de ceux qui comme les oiseaux des ténèbres, ne peuvent supporter la lumière ; et ne sommes nous pas en droit alors, de lui apprendre, puisqu'il l'ignore :

« Que la prérogative la plus élevée de l'homme, est de travailler sans cesse au perfectionnement de ses institutions comme de ses facultés ;

« Que l'art de guérir, de l'avis de tous les auteurs, n'étant pas arrivé, il s'en faut, à son apogée, la lice reste ouverte à tous les travailleurs ; mais qu'on ne doit pas les blâmer, encore moins les *insulter*, dans leurs recherches, dans leurs innovations ?

« Que le temps est de tous les juges, le plus intégre, le plus sévère, le plus sûr ;

« Que c'est aux faits, aux faits seuls, avant le raisonnement, à fournir les preuves positives d'une vérité ou d'une erreur ;

« Que tous, nous sommes propriétaires de nos œuvres, de nos idées, et passibles du jugement impartial de nos contemporains et de l'avenir ;

« Que, personne n'a le droit de condamner avant d'avoir, en dehors de toute prévention, bien *étudié*, *compris*, *pratiqué* les *mêmes* enseignements, *répété* les *mêmes* expériences ;

« Que, c'est agir à faux et tromper bien autrement le public, qui n'est plus aussi *ignorant* et *dupe* comme veut bien le dire notre adversaire, que de citer au hasard un inventeur pour donner le change sur sa découverte ;

« Qu'en face des pauvretés trop reconnues de la médecine des écoles, se draper avec des airs de grandeur et de dédain, dans les haillons de sa misère ; c'est jouer le rôle d'un Diogène hors de saison, de justesse et de bon goût ;

« Qu'enfin, du moment que les maux de l'humanité semblent démontrer, chaque jour, l'imperfection de l'art de guérir : « *négliger d'apprendre d'autres moyens, est un crime* » comme l'a dit notre maître Hahnemann. »

Sommes nous donc bien coupables, nous qui avons,

tout comme vous, passé sous les fourches caudines de l'Université, subi les mêmes épreuves, obtenu les mêmes titres, d'écouter encore la voix de nos maîtres, qui moins infatués de leur savoir, de leurs succès, n'ont cessé de désirer l'avènement d'un progrès nouveau en médecine ?

Ecoutez donc les meilleurs d'entre eux, qui du haut de leurs chaires comme d'outre-tombe, semblent être d'accord pour nous exciter à des recherches nouvelles :

Bichat, que vous avez mis au Panthéon, et que nous admirons plus que vous peut-être, n'a-t-il pas écrit :

« On dit que la pratique de la médecine est rebutante;
« je dis plus : elle n'est pas, sous certains rapports, celle
« d'un homme raisonnable, quand on en puise les prin-
« cipes dans la plupart de nos matières médicales. »

Rostan, une des célébrités de votre école actuelle, s'écrie dans ses cours :

« Lorsqu'il est si difficile d'apprécier l'effet d'une
« seule substance sur l'organisme, comment pouvez-vous
« penser, agir avec certitude, lorsque vous en prescrivez
« un grand nombre, et surtout si vous les employez en
« même temps. »

Stahl, regardait la médecine comme tellement souillée de préjugés et d'erreurs, qu'il ne cessait d'invoquer l'arrivée d'un nouveau génie « *pour en voir nettoyer*, disait-il, *ses étables d'Augias.* »

Broussais, ce réformateur colossal, qui, renouvellant l'audace de Paracelse, a voulu tout refaire en médecine, n'a-t-il pas consigné dans son *Examen des doctrines médicales* (dernière édition), que :

« L'humanité devra de la reconnaissance aux travaux
« de Hahnemann, le fondateur de l'homœopathie, pour
« les conquêtes que son système fera sur ceux qui sont
« étrangers à la saine raison. »

Nous avons lu, de nos propres yeux lu, une lettre de huit pages, écrite par cet homme illustre, quelques jours avant sa mort, et dans laquelle il confessait tout son chagrin de mourir, avant d'avoir pu rendre à l'*homœopathie* toute la justice qu'elle méritait.

Nous pourrions remplir un volume, en citant les opinions nouvellement émises par les sommités même de notre époque, en faveur de la médecine homœopathique, si sa vérité n'était pas aujourd'hui reconnue par la plupart d'entr'elles.

Eh ne savions nous pas tous déjà, que la grande loi qui sert de base à l'homœopathie, *la loi des semblables*, *similia similibus curantur*, de Hahnemann, avait été entrevue par Hippocrate qui a dit : « *Morbi plerique his ipsis curantur a quibus etiam nascuntur.* » (de morbo sacro, tom. III, 431, éd. Haller) et ailleurs, ce père de la médecine n'a-t-il pas écrit encore : « *per similia adhibita ex morbo sanatur.* » (de locis in homine, 51).

PARACELSE n'a-t-il pas dit : « Jamais aucune maladie « chaude n'a été guérie par les remèdes froids, ni une « maladie froide par les remèdes chauds; *mais on guérit souvent par les semblables.* » (par l'homœopathie.)

STAHL, s'exprimait ainsi : « La règle admise en mé- « decine de traiter les maladies par des contraires ou « opposés aux effets qu'elles produisent, *pourrait bien* « *être fausse*... Je suis persuadé au contraire, que les « maladies cèdent aux agents qui déterminent une af- « fection *semblable.* » (par l'homœopathie.)

Comme on le voit, nous ne sommes pas des étrangers ni des utopistes, mais tout simplement des élèves et des continuateurs dévoués de nos maîtres; nous ne sommes pas non plus en dehors des écoles et de la tradition Hippocratique, mais bien fidèlement attachés à tout ce que les anciens et les nouveaux ont enseigné de logique et de démontré.

Où est donc notre faute, dites-nous donc notre crime, vous qui *sans nous connaître*, ou nous comprendre, nous poursuivez de vos invectives, de vos calomnies, quand, nous ne cessons nous, *qui vous connaissons* de vous entraîner à de nouvelles recherches, à des pratiques sérieuses, au nom de l'humanité?

Ne savez vous donc pas que le progrès est la condition vitale de l'intelligence, et la source la plus riche, la plus pure de la civilisation et du bonheur de tous?

Loin de garder pour nous, nos secrets, nos travaux, nous les livrons tous, et ne cessons de vous convier à les venir partager. De quoi donc seriez-vous jaloux, vous tous, qui ne nous adressez que les malades que vous ne pouvez guérir, et sur lesquels nous ne réussissons pas toujours, nous ne le savons que trop?

Dépouillez donc toute haine, toute irritation contre des travailleurs qui ne demandent qu'à marcher à vos côtés, dans les hôpitaux, dans les épidémies, à la grande conquête des réformes, des découvertes qui peuvent élever de plus en plus notre profession et diminuer les misères de l'humanité.

Imprudents! ne savez-vous donc pas, que rien ne sert une cause, fût-elle même une erreur, comme de la persécuter?

Voyez déjà où nous sommes, où nous ont poussés les attaques inconsidérées d'adversaires maladroits :

« Notre doctrine est propagée, pratiquée en ce moment sur le globe entier ;

« Des rois, des princes, des notabilités de tous les rangs, de tous les mérites couvrent de leurs noms, de leurs faveurs, les représentants de cette homœopathie si à tort jalousée ;

« La statue monumentale de Hahnemann, par ordre du roi actuel de Saxe, orne une des plus belles places de Leipsick, sa patrie ;

« Des missions officielles, des croix, des médailles, des places sont décernées, tous les jours aux plus dignes de nos collègues ;

« Des hôpitaux : en Angleterre, en Allemagne, un à

Paris (Beaujon), possèdent des salles où l'homœopathie dirige seule les traitements ;

« Le gouvernement, la jurisprudence ont régularisé, par des lois, l'exercice de la médecine et de la pharmacie homœopathiques. »

En face de ce chemin déjà conquis, nous ne sommes donc plus, nous, pauvres partisans d'une idée trop nouvelle encore, il est vrai, seuls responsables de ses faits et gestes, puisque nous sommes sous la protection de l'autorité.

Qu'on s'en prenne donc à qui de droit et non plus à nous, des efforts que nous faisons pour chercher à multiplier les faits qui prouvent la vérité de cette doctrine ; et convenez, que si l'homœopathie est une grande erreur, il nous est bien permis d'errer avec tous ceux qui se trompent comme nous, dans tous les rangs du pouvoir et de la société où elle est acclamée.

Convenez encore, qu'il est bien étonnant si l'homœopathie est une folie, que le bon sens public, cet autre juge suprême, n'en ait pas fait justice déjà depuis longtemps ; et comment se fait-il que tant de familles des plus haut placées, abandonnent de jour en jour les prétendues célébrités du temps, pour confier à l'idée nouvelle ce qu'elles ont de plus précieux au monde : leur SANTÉ?

Avouons-le donc tous : il faut qu'il y ait là, un grand mystère qu'il n'est pas donné au plus humble d'entre nous d'approfondir, sans y avoir songé et travaillé sérieusement et longtemps.

Ne vous hâtez donc pas trop, de jeter le blâme et la condamnation sur ce que vous n'avez pas assez étudié, compris et expérimenté ; et rappelez-vous, médecins de toutes les écoles, les fameux décrets lancés contre la vaccine, contre le quinquina, le mercure, l'antimoine, etc., décrets reprouvés et déchirés tous, sans pitié aujourd'hui.

Ah croyez-nous donc : faites comme nous, remettez-vous à l'œuvre avec plus de zèle que jamais ; et sans dépouiller trop vite le vieil homme, sapez chaque jour les ronces de la routine et des préjugés, pour aborder avec plus de liberté et de lumière, les grandes vérités qui s'ouvrent devant vous.

C'est par ce vœu que nous finirons, en reconnaissant avec douleur que nous n'aurons pas répondu au noble désir de nos amis, comme ils l'auraient voulu ; mais, il nous aurait fallu vraiment écrire tout un volume pour réfuter de semblables attaques, et ce travail qui eût exigé un temps précieux, réclamait aussi une plume plus éloquente et plus exercée que la nôtre.

Que cette simple réplique suffise donc aux plus indulgents, comme aux plus sérieux, pour leur faire reconnaître avec nous : qu'en fait de sciences, de doctrines qui s'occupent des intérêts les plus chers de l'humanité, il est déplorable de les voir trainer dans les carrefours et traitées sans les formes, les égards qu'elles méritent à un si haut titre pourtant.

Et pour terminer par des paroles de notre maître, que nous aimerions à voir prendre pour devise, par tous les médecins, si : « La première, l'unique vocation du mé-
« decin est de rendre la santé aux personnes malades ;
« c'est ce qui s'appelle guérir. (*Organon.*) »

Convenons :

Que si j'avais employé à guérir un pauvre malade, le temps que j'ai mis à griffonner ces lignes, j'aurais bien certainement mieux répondu à l'attaque lancée contre la médecine que je représente malheureusement seul, dans ce pays; mais que je ne laisserai pas plus qu'ailleurs, grâce à Dieu, insulter ni périr.

Dr F. PERRUSSEL,

*Membre correspondant de la société Gallicane de médecine homœopathique de Paris, etc., etc.*

NOTA. *Nous le promettons bien à nos confrères et à nos amis : nous ne répondrons plus aux attaques nouvelles qui pourraient nous être adressées dans le même esprit.*

*Et pour clore toute discussion, d'une manière plus utile et agréable à tous, nous allons publier tout un chapitre que nous extrayons d'un ouvrage important d'un de nos jeunes confrères, ouvrage qui a produit une grande sensation, et qui n'a pas encore trouvé de contradicteurs sérieux.* (1)

(1) **Homœopathie et Allopathie par le docteur Lud. de Parseval. 1 vol. in-8° de 652 pages, à Paris, chez J.-B. Baillière, rue Hautefeuille, n° 19.**

# II.

## CONQUÊTES DE L'HOMOEOPATHIE EN EUROPE ET EN AMÉRIQUE.

Au milieu des progrès incessants de l'homœopathie, il est un fait à signaler, c'est l'empressement avec lequel elle a été adoptée par les classes élevées et instruites de la société. Nous avons vu des gens de haute condition et d'une grande intelligence, des pairs d'Angleterre, des ambassadeurs, des généraux, non-seulement accorder leur confiance à la nouvelle doctrine, mais encore, frappés de ses succès, l'étudier eux-mêmes pendant de longues années et se dévouer tout entiers à sa propagation.

M. le docteur Rapou écrivait, au retour d'un voyage, pendant lequel il avait parcouru l'Angleterre, l'Allemagne, l'Autriche, la Prusse, etc.

« C'est surtout dans les classes élevées et instruites que l'homœopathie a fait les progrès les plus rapides. Ce fait est important à signaler par sa généralité, car je l'ai observé partout en Italie, comme en Angleterre et en Allemagne. L'homœopathie satisfait l'intelligence ; l'allopathie tire sa force des préjugés qu'elle a semés dans les masses, tels que les *humeurs*, les *purgations*, les *irritations*, les *contraires* et autres notions de cette espèce qui ont quelque apparence de vérité, et se saisissent aisément par une comparaison grossière avec les phénomènes ordinaires du monde extérieur. L'allopathie, dans les remèdes, prend la quantité en haute considération : l'odorat, le goût, les sens internes en reçoivent l'impression. Elle vide le canal digestif par les deux extrémités, agite l'économie entière, révulse par la douleur ; congestionne les parties, répand le fluide sanguin ; tous les sens sont frappés de ses manœuvres, et le malade et l'entourage, témoins de l'action extérieure de la médication, sont charmés de ces opérations actives. On croit que tout cela attaque le mal ; on voit, on sent, on est satisfait. Ainsi, l'ignorance se plaît aux procédés allopathiques. Les esprits éclairés peuvent seuls apprécier la valeur de la médication spécifique qui prévient, dès l'abord, par la simple vérité de son principe et l'harmonie des préceptes qui en découlent. De là, cette faveur dont l'homœopathie jouit dans les classes élevées de la société ; de là, cette foule d'hommes du monde instruits, qui, autour de nous, se livrent avec amour à son étude, et plusieurs, à sa pratique. Eh ! que nos adversaires ne nous accusent pas d'appeler à notre aide cette propagande des laïcs ; elle s'est produite d'elle-même. La médecine inspire nécessairement un vif intérêt à tout homme ; car, il n'est aucune science qui touche d'aussi près à son bien-être. Et, si son étude est restée jusqu'à présent dans le domaine de l'école, c'est qu'il faut une résolution ferme et inébranlable d'embrasser la profession médicale, pour surmonter la répugnance qu'inspire l incohérence des préceptes thérapeuthiques et le chaos de la matière médicale ; quel homme du monde, pouvant se livrer à des études fructueuses et agréables, consentira jamais à cultiver cette vaine science qui ne laisse qu'incertitude et dégoût !... »

A entendre certains médecins, l'homœopathie aurait fait son temps (sic) ; d'abord accueillie dans quelques pays avec enthousiasme, elle aurait eu le sort des erreurs qui, lorsque le calme succède à l'entraînement, voient venir la disgrâce après la faveur. Nous en sommes désolés pour ces médecins, mais c'est précisément l'inverse qui a eu lieu. L'homœopathie après avoir subi l'épreuve des persécutions, a conquis dans la science le rang qu'elle méritait d'y occuper ; pendant que les allopathes repoussaient sans l'étudier cette nouvelle doctrine, celle-ci gagnait sans cesse du terrain ; elle a marché, elle marche encore, il suffit de regarder autour de soi pour s'en convaincre.

Maintenant jetons un coup d'œil rapide sur les conquêtes de l'homœopathie en Europe et en Amérique.

**Angleterre.** Les allopathes à défaut d'arguments scientifiques en sont réduits à faire un reproche à l'homœopathie du succès qu'elle a obtenu dans les classes élevées de la société. Après avoir signalé la nomination du prince Albert au grade de chancelier de l'université de Cambridge, M. X. X., rédacteur du courrier du monde médical pour la *Gazette des hôpitaux,* fait les réflexions suivantes :

« Si la science tirait son éclat du nom et de la position des hommes qui la patronnent, nous lui promettrions en Angleterre une splendeur sans égale ; mais le moindre roturier du génie fait bien mieux son affaire que tous les ducs et princes du monde. Les homœopathes ne sont peut-être pas de notre avis, eux dont les établissements, surtout en Angleterre, sont soutenus par les plus hauts seigneurs de la noblesse et de la finance. Ainsi l'ancien dispensaire Curie, fondé par Leaf et qui est connu sous le nom : *The London homœopathic médical institution*, est soutenu par les ducs de Wellington et de Badfort, les comtes de Wilton, de Grosvenor, le marquis d'Ailesbury ; *The West London homœopathic dispensary*, est sous le patronage des comtes de Dembigh, de Schrewsbury, lord Darre, sir Standfort Graham, la princesse de Sutherland, la marquise de Wellesley, la comtesse Cardigan, ladys Suffield, Graham, Inglis, Campbell, etc.. : les faits que nous venons de rapporter sont assez étranges. »

Certain personnage de Molière trouvait étrange aussi qu'il y eût des malades qui ne voulussent pas mourir dans les formes ! Voilà, en effet, des malades bien mal appris ! malades qui raisonnent, des malades qui préfèrent guérir *jucunde* que de ne pas guérir par des saignées, les moxas, et les cautères (1).

La guérison de la reine mère a singulièrement contribué à la propagation de l'homœopathie. Atteinte d'une maladie déclarée incurable par les allopathes, elle fut sauvée par un homœopathe allemand, le conseiller docteur Stapf, qu'on avait appelé à la cour. Nous avons vu que la noblesse était placée à la tête du mouvement homœopathique. Outre les dispensaires que nous avons déjà désignés, il y a encore *Westminster and Lambeth, homœopathic médical institution and dispensary*, sous le patronage des lords Linedoch et Kinnaird. La nouvelle doctrine possède en Angleterre un grand nombre d'hôpitaux. Un des premiers a été fondé par le riche négociant Leal, qui, ayant été guéri d'une maladie réputée incurable, s'est dévoué depuis à la propagation de l'homœopathie. Lord Milton, est le president du conseil d'administration de cet hôpital. Londres a, en outre, un enseignement officiel homœopathique qui compte quatre professeurs. L'institut homœopathique est sous le patronage de lord Grosvenor et du comte d'Essex.

L'université de médecine d'Edimbourg, qui, il y a environ quatre ans, rayait de ses tableaux le professeur Anderson, comme pratiquant l'homœopathie, subit mainte-

« (1) Quand Argan parle à M. Diafoirus de pousser son fils Thomas à la cour, celui-ci répond : « A vous en parler franchement, notre métier auprès des grands ne m'a jamais paru agréable, et j'ai toujours trouvé qu'il valait mieux pour nous autres demeurer au public. Le public est commode, vous n'avez à répondre de vos actions à personne, et, pourvu que l'on suive le courant des règles de l'art, on ne se met point en peine de ce qui peut arriver. Mais ce qu'il y a de fâcheux auprès des grands, c'est que, quand ils viennent à être malades, ils veulent absolument que les médecins les guérissent.

TOINETTE.

Cela est plaisant ! et ils sont bien impertinents de vouloir que, vous autres messieurs vous les guérissiez ; vous n'êtes point auprès d'eux pour cela, vous n'y êtes que pour recevoir vos pensions et leur ordonner des remèdes, c'est à eux de guérir s'ils peuvent. »

MOLIÈRE, *le Malade imaginaire*.

nant des professeurs homœopathes, par décret royal de la reine Victoria.

**Autriche.**—L'introduction de l'homœopathie dans les états Autrichiens est due au célèbre Marenzeller, alors médecin en chef des troupes de Bohême et exerçant à Prague en cette qualité. Le comte Gyulay, commandant général et maréchal-de-camp fut guéri par lui d'une cardialgie que les allopathes avaient renoncé à soigner. L'Empereur frappé de cette cure ordonna des essais qui furent couronnés de succès. Les allopathes s'efforcèrent d'empêcher la publication du rapport. Le comte de Fickelmont, ambassadeur d'Autriche auprès de S. M. le Roi des Deux-Siciles, qui se trouvait alors à Vienne, écrivait à ce sujet au général duc Luigi Carraffa, partisan de l'homœopathie, et désireux à ce titre de connaître les résultats des expériences ordonnées par l'Empereur :

« La méthode a subi de la manière la plus brillante l'épreuve à laquelle elle a été soumise. Cela explique pourquoi les antagonistes apportent des difficultés à la publication du rapport ; j'ai trouvé que depuis mon dernier voyage à Vienne, l'homœopathie y a fait d'immenses progrès. Il finira cependant par devenir impossible de se refuser à l'évidence des faits : Les malades guéris sont une preuve parlante qui fait nécessairement des prosélytes (1). »

Une guérison qui fit aussi grand bruit à la cour de Vienne fut celle de l'archiduc Jean, par le docteur Marenzeller. Elle fut d'autant plus remarquée, que l'empereur et l'archiduc Antoine venaient de mourir de la même maladie, traitée par les émissions sanguines. Le docteur Marenzeller fut nommé médecin de l'archiduc Jean.

L'empereur Ferdinand cassa les dispositions prises par son père pour l'abolition de l'homœopathie, dont la pratique fut désormais permise. En 1828 parut un arrêté impérial qui ordonnait l'expérimentation de l'homœopa-

(1) Discorsi di romano, pag. 286

thie dans l'hôpital militaire.

On peut citer, parmi les propagateurs les plus ardents et les plus dévoués de la nouvelle doctrine, en Autriche, le vénérable chanoine comte de Guttenhof, le professeur Hermann de la célèbre Académie Joséphine, le docteur Lœderer, médecin de la famille des Metternich: la princesse de Metternich, elle-même, qui sut reconnaître le bienfait de la santé que l'homœopathie lui avait rendue, en obtenant à la nouvelle doctrine l'appui tout-puissant du prince son époux; le professeur Zlatarowich, inspecteur au bureau central de la pharmacie militaire, le docteur Fleischmann, médecin de l'hôpital homœopathique de Gumpendorf, à Vienne, l'hôpital que l'archiduc Maximilien a doté d'une somme de 30,000 florins, etc., etc...

A Linz (Haute-Autriche), la guérison de Mader, président du landsrath, popularisa l'homœopathie; cette ville, ainsi que celle de Kremsir, ont un hôpital homœopathique.

Déjà, en 1839, on comptait plus de quatre cents médecins homœopathes dans la seule monarchie autrichienne. Aujourd'hui l'Autriche est le pays où l'homœopathie est le plus généralement appliquée; tous les médecins et chirurgiens de l'armée sont homœopathes, à de très-rares exceptions près. Le docteur Wurmb, médecin homœopathe, vient d'être nommé professeur à l'Université de Vienne; le docteur Zlatarovich, membre correspondant étranger de la Société Gallicane homœopatique de Paris, est professeur de matière médicale à la célèbre Académie militaire Joséphine, où sont admis les élèves les plus brillants de la faculté. A Vienne, actuellement, l'allopathie en est réduite à attaquer pour se défendre, tandis que l'homœopathie se défend pour renverser.

Nous ne terminerons pas cet aperçu sur la situation de l'homœopathie, en Autriche, sans rappeler une guérison qui a retenti dans toute l'Europe. Le maréchal Radetzki avait, à l'angle interne de l'œil droit, une tumeur fougueuse et bleuâtre qui résistait à tous les moyens prescrits par les plus illustres praticiens de Milan, réunis en consultation. L'Empereur lui envoya son propre oculiste, le professeur Jœger, qui déclara le mal incurable ; le professeur Flarer fut du même avis. Alors le maréchal s'adressa à l'homœopathie, qui, en quatre mois, le guérit complètement. M. le docteur Varlez, membre de l'Académie royale de médecine de Bruxelles, ayant voulu tenir la confirmation de ce fait du maréchal lui-même, en a reçu la lettre suivante :

« Vérone, ce 13 décembre 1849.

« Monsieur,

« C'est avec plaisir et reconnaissance que je déclare que c'est à M. Hartung, médecin homœopathe, que je suis redevable de la guérison d'un mal ophtalmique fort sérieux, et qui, me trouvant déjà abandonné par d'autres médecins, c'est à cet art que je dois la vue, sinon la vie.

« Les détails sur le cours de la maladie et du traitement se trouvent dans la *Gazette universelle homœopathique* de l'année 1841.

« Recevez, etc.

« Signé : RADETZKI. »

**Hongrie.** — Le vice-roi, archiduc palatin Joseph, prit, en Hongrie, l'homœopathie sous sa protection, et elle lui doit une grande partie des progrès qu'elle y a faits.

En septembre 1844, les deux chambres des états de Hongrie accueillirent, presque à l'unanimité, d'après les instructions expresses insérées dans les cahiers des délégués des Comités de la Diète, la demande de l'établissement d'une chaire et d'un hôpital homœopathiques dans la capitale de la Hongrie ; le 9 octobre, le vœu fut envoyé à S. M. l'empereur, et le 24 du même mois, parut le rescrit impérial qui fondait l'hôpital homœopathique. Trois hôpitaux ont encore été fondés depuis, et l'homœopathie, soutenue par la haute classe, a pénétré partout.

**Prusse.** — *Arrêté ministériel* (16 *août* 1841), qui accorde une première somme pour l'érection d'un hôpital homœopathique, et une seconde pour son entretien, à la condition : 1° que le traitement sera exclusivement homœopatique ; 2° que le médecin, nommé par le gouvernement, fera publiquement des leçons de clinique homœopatique, auxquelles les étudiants de l'Université seront admis, sous les mêmes conditions qu'aux autres hôpitaux.

Extrait de la lettre autographe de S. M. le roi de Prusse au docteur Marenzeller, de Vienne, médecin en chef de l'armée Autrichienne.

Monsieur,

Je vous suis très-obligé de la recommandation que vous m'avez faite, par votre lettre, d'accorder ma protection à la médecine homœopathique ; une telle recommandation faite par un homme qui, comme vous, a pratiqué cette doctrine pendant presqu'un âge d'homme, est d'un grand intérêt : j'accorderai à cette doctrine médicale tout l'appui nécessaire à son libre développement.

« Postdam, 3 janvier 1842. »

Le docteur Ægidi, homœopathe, a été nommé médecin ordinaire de S. A. R. le prince de Prusse. Rappelons que l'illustre Hufeland, choisit pour lui succéder auprès du Roi de Prusse, dont il était le premier médecin, l'un des disciples les plus fidèles et les plus renommés de Hahnemann, le docteur Stapf (1).

**Saxe.** — Le sénat de Leipsick, par son arrêté du 10 septembre 1832, autorise l'érection d'un hôpital homœopathique dans la ville. Les deux chambres, dans leurs sessions de 1839 et 1840, ont alloué diverses sommes sur les caisses de l'état pour l'entretien de l'hôpital clinique homœopathique de Leipsick. L'homœopa-

(1) Salvert de Fayolle, *Principes de la doct. méd. homœop.*, p. 96.

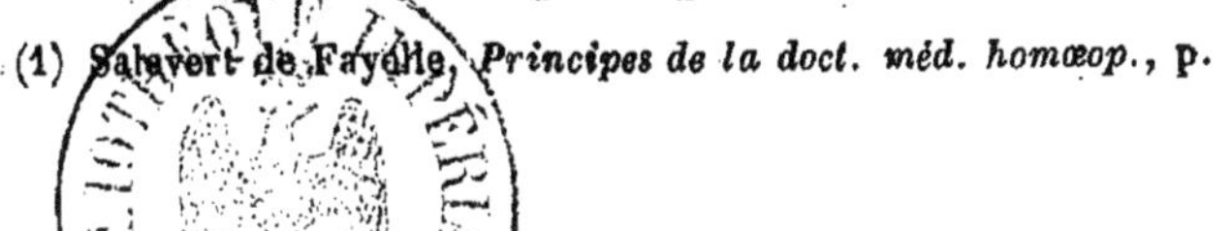

thie possède un enseignement public.

Le prince Henri de Saxe a nommé le docteur Schwartze, homœopathe, son médecin ordinaire. Confirmation de cette nomination par le roi en 1841.

L'inauguration solennelle de la statue d'Hahnemann a eu lieu au milieu d'un immense concours de médecins, sur un magnifique emplacement, offert par le duc de Cothen, près des débarcadères et de la jonction des chemins de fer qui traversent ses domaines.

**Duché d'Anhalt.** — *Arrêté du* 10 *août* 1839 qui nomme Hahnemann, conseiller privé.

Lettre écrite à Hahnemann :

« Je suis heureux..... Par la découverte et la fondation de la médecine homœopathique, répandue actuellement déjà dans toutes les parties du monde, vous avez rendu un si grand service à l'humanité, que je me réunis volontiers à vos admirateurs. Comme chef de l'État, je me sens, en outre, doublement obligé de vous exprimer ma reconnaissance pour les biens si grands que moi et mon pays avons retirés de votre pratique médicale ; veuillez recevoir ce souvenir ci-joint comme preuve de ma souveraine satisfaction et de l'estime de vos services. »

**Duché de Saxe-Meiningen.** — « Prenant en considération les progrès continuels de l'homœopathie, et ne voulant pas qu'une doctrine basée sur la science et l'expérience, et exercée par des médecins en titre, soit gênée dans son développement, arrêtons : etc.

En 1840, nomination du docteur Stapf, homœopathe, médecin de S. A.

**Duché de Baden.** — La deuxième chambre des états a voté, à l'unanimité, dans la session de 1838, une adresse au gouvernement pour qu'il établit une chaire d'homœopathie dans chaque université, et qu'aucun candidat ne fût autorisé à exercer la médecine, s'il n'avait donné des preuves d'études homœopathiques. Même vote renouvelé en 1840.

On compte parmi les médecins qui se sont le plus dévoués au service de l'homœopathie : à Baden, le docteur Kramer, conseiller privé de S. A. ; à Heidelberg, le docteur Arnold, professeur de la faculté ; à Freyburg, le docteur Werber, professeur de la faculté, etc.

**Duché de Brunswick.** — Le docteur Muhlenbein, homœopathe, conseiller du Landgrave de Hesse, médecin de la famille ducale de Brunswick, est nommé conseiller privé de S. M.

Le docteur Fielitz, homœopathe, professeur de l'école de médecine, est nommé examinateur officiel des candidats qni étudient l'homœopathie à la faculté.

**Royaume de Wurtemberg.** — 1831. Après avoir entendu le Collége royal suprême de Stuttgard, révocation de l'ordre qui défendait de pratiquer l'homœopathie dans les hôpitaux publics, et application de cette doctrine dans ces établissements.

**Bavière.** — 1833. Adresse des deux Chambres en faveur de l'homœopathie.

1837. Proposition aux Chambres d'une allocation au budget pour l'entretien de l'hôpital homœopathique.

1843. Dans la trentième séance de la Chambre haute, sur la proposition d'un membre, que le Couvernement royal devait accorder le plus grand appui à la médecine homœopathique, la proposition fut votée amendée, en ce sens que le Gouvernement accorderait à l'homœopathie un appui égal à celui qui a été accordé jusqu'à présent à l'allopathie. La deuxième Chambre accepte la proposition de la Chambre haute. Le professeur Roth envoyé en Autriche par le Gouvernement pour observer le résultat comparatif du traitement des deux écoles dans le choléra, publia à son retour un volumineux rapport, où est établi à 10 pour 100 la moyenne des morts chez les homœopathes et à 50 pour 100 celle des allopathes.

A la tête du mouvement homœopathique, on remarque surtout le docteur Reubel, doyen de la Faculté de médecine de Munich, et professeur de physiologie ; le conseiller Widmmann ; un naturaliste distingué, Buchner, docteur en médecine, docteur en droit, docteur en théologie, etc.

**Suisse.** — Genève a été le foyer d'où l'homœopathie a rayonné sur toute la Suisse et les Etats voisins. Cette ville a plusieurs praticiens habiles. Tous les homœopathes connaissent la *Bibliothèque homœopathique* de Genève, journal fondé par un médecin dont le nom a brillé dans l'école allopathique.

Lausanne, Bâle, Fribourg, etc., ont aussi leurs médecins homœopathes.

**Royaume des Deux-Siciles.** — 1842. Décret du Roi qui accorde à la Société homœopathique le titre d'*Académie royale*, et lui concède tous les droits appartenant aux Sociétés savantes.

1844. Décret qui ordonne l'impression des statuts de l'*Académie officielle homœopathique*. Le docteur Di-Blasi, ex-président de la Société royale de vaccine, médecin nommé d'office *delle morte repentine*, ex-secrétaire de l'Académie des sciences médicales de Palerme, a été un des défenseurs les plus énergiques de l'homœopathie en Sicile. Son ouvrage sur le traitement homœopathique du choléra constatant la supériorité de la nouvelle méthode a été recommandé aux autorités siciliennes, par le Gouvernement, témoin des succès de l'homœopathie contre le fléau.

**Espagne.** — Ordre royal qui établit une chaire et une clinique homœopathiques, et autorise la formation de la société homœopathique.

On lit dans le *Bulletin de la Société Hahnemannienne* de Madrid, octobre 1847 :

« Nous sommes heureux de pouvoir annoncer que S. M. la reine Isabelle III, extrêmement satisfaite (*sumamente satisfescha*) de l'homœopathie et des services rendus par notre digne président, a daigné, en témoignage de sa satisfaction, décorer le docteur Nunez de la *grand-croix de l'ordre royal de Charles III*, et l'a choisi en même temps pour son médecin ordinaire (*so medico de camara.*) »

L'homœopathie compte de nombreux partisans parmi les médecins les plus distingués ; il suffit de citer le docteur Francisca de Paula-Folch, professeur à la Faculté de Barcelonne ; le docteur Joseph Nostenchi, membre de l'Académie nationale ; Joaquim de Hisean et Bartholomi Obrador, professeurs à la Faculté des sciences médicales de Madrid ; le docteur Félix Janer, directeur et doyen de la Faculté de Barcelonne et professeur de clinique médicale, etc., etc.

Nous lisons dans un journal allopathique (*France médicale et pharmaceutique*, 1er juillet 1855) :

« L'homœopathie semble faire de *sensibles progrès* en Espagne. M. le docteur Perry vient d'être décoré de l'ordre de Charles III, pour services rendus aux espagnols résidant à Paris. »

**Russie.** — 1833. *Ukase du Sénat*. S. M. l'empereur sur la proposition du ministre de l'Intérieur, et d'après l'avis du Conseil-d'Etat, par son décret du 28 septembre, a ordonné ce qui suit :

1° Que le traitement par la méthode homœopathique est permis aux médecins qui ont le droit légal de pratiquer la médecine ;

2° Qu'il sera établi des tableaux mensuels par le physicat et le conseil de médecine dans les capitales, et par les autorités médicales dans les districts des gouvernements, sur les traitements homœopathiques et sur leurs suites, pour pouvoir en publier des extraits dans le journal du ministère ;

3° Que les physicats et le conseil médical, et les magistrats médicaux de gouvernement, devront requérir des médecins homœopathes lorsqu'il s'agira de porter une décision sur une affaire homœopathique.

1838. Ordre de l'empereur au docteur Hermann, d'ériger un hôpital militaire homœopathique à Tultschin, en Podolie ; il lui donne le rang de général d'état-major.

1845. Le 16 décembre, ouverture solennelle d'un hôpital homœopathique à Moscou, en présence du gouverneur général, prince de Schtscherbattof.

M. le docteur Bigel est honoré de la confiance de l'un des frères de l'Empereur Nicolas. S. M., elle-même, s'adressait à l'homœopathie (1). L'aristocratie accorde, du reste, en Russie, comme partout, son patronage à la nouvelle doctrine. L'amiral de Mordwinoff, le conseiller des colléges de Korsakoff, figurent au premier rang parmi ses partisans. Les médecins homœopathes sont nombreux; il en existe non-seulement à St-Pétersbourg et à Moscou, où des ukases de l'empereur ont fondé des pharmacies homœopathiques; mais encore à Cronstadt, à Riga, etc., etc.

**Italie. — Rome.** — Le prince Esterhazy, ce puissant seigneur autrichien dont les domaines réunis formeraient un petit royaume, et les serviteurs une belle armée, voyageait en Italie accompagné d'un médecin homœopathe, le docteur Kinsel. En passant à Rome, il le laissa dans cette ville, où il devait attendre son retour. Kinsel employa ce temps à pratiquer, à populariser l'homœopathie, et, lorsqu'il partit avec le prince, il avait déjà préparé le terrain à d'autres tentatives de propagation. Après lui, plusieurs praticiens s'établirent à Rome, et, entre autres, le docteur Braün, qui était venu dans cette ville avec l'ambassadeur du roi de Prusse, dont il était le médecin. Rome compte aujourd'hui plusieurs médecins homœopathes.

**Naples.** — M. de Villalba, ambassadeur d'Espagne à Naples, patrona un des premiers l'homœopathie dans cette ville. Le prince royal de Wurtemberg, guéri à Rome par le docteur Necker, médecin du général en chef, le baron Koller, contribua beaucoup à la répandre dans cette ville; il attacha à sa personne un médecin homœ-

(1) Tous les journaux français rapportaient récemment encore que la reine douairière, dans la maladie grave dont elle était atteinte, avait accordé toute sa confiance au docteur Mendt, homœopathe.

pathe, le docteur Schmidt, élève de Necker. Le général Koller, adressa lui-même les œuvres de Hahnemann à la société médicale de Naples. Ces œuvres furent traduites, et, sur l'ordre du Roi, on procéda à des essais cliniques qui réussirent complétement. Plusieurs médecins distingués se déclarèrent alors ouvertement en faveur de l'homœopathie, et à leur tête, le docteur Cosmo de Horatiis, président de l'Académie médico-chirurgicale et médecin du roi. Ce savant professeur a rendu compte des essais tentés à la clinique de Naples, dans un ouvrage intitulé : *Saggio di clinica omeopatica. Napoli* 1828.

**Padoue.** — L'homœopathie y compte des praticiens distingués ; le docteur Lambrecht, professeur d'obstétrique à la Faculté, le docteur Sounenberg, médecin en chef de l'hôpital militaire, etc.

**Gênes.** — On cite parmi les partisans les plus dévoués de l'homœopathie dans cette ville, le docteur Botto, professeur de clinique à la Faculté ; le docteur Solier, professeur agrégé au collége de l'Université ; le chevalier d'Onis, commissaire des guerres, etc., etc.

**Turin.** — Le chanoine Cottolongo a fondé, dans cette ville, un hôpital homœopathique qui porte son nom ; la comtesse Barolo a suivi son exemple. On remarque parmi les homœopathes un célèbre praticien, le docteur Chio, membre de la Faculté.

**Duché de Lucques.** — Le duc de Lucques s'est déclaré ouvertement le protecteur de l'homœopathie à sa cour.

**Nice maritime.** — L'homœopathie a, dans cette ville, l'hôpital de la Providence, dont le savant chanoine de Cessoles, homœopathe distingué, est le directeur, et qui a pour médecin le docteur Finella. Nice compte, en outre, plusieurs praticiens homœopathes.

Il y a trois mois à peine, cette ville était témoin d'une imposante solennité ; les partisans de l'homœopathie, réunis à la villa Arson, ont assisté à une fête splendide, suivie d'une séance scientifique, à laquelle les homœopathes du midi de la France étaient représentés par deux médecins distingués, le docteur Sollier, père, de Marseille, et le docteur Bechet, d'Avignon.

**Duché de Parme.** — On lit dans la *Gazette du Midi*, du 23 août 1855 :

« S. A. I. Louise de Bourbon a établi un hôpital dans son propre palais du Jardin, pour les personnes de sa maison qui seraient atteintes (du choléra). La duchesse a ouvert aussi cet asile à ceux de ses sujets qui manqueraient de médicaments, de médecins et de vivres. Le docteur Fioretta ayant *par un procédé homœopathique,* guéri le prince Robert, héritier présomptif, la duchesse à mis *toute sa confiance* dans ce médecin ; c'est donc lui qui traitera les malades de la maison royale dans le palais du Jardin. »

**Illyrie.** — Les comtes de Hohenwart, Auersperg, Lichtemberg, Barbo, etc., se sont fait remarquer par leur zèle à propager l'homœopathie. A Gratz, dans le Steyermark, on remarque surtout, parmi les homœopathes, le docteur Franz Mayer, professeur à l'école, et le professeur J. Maly.

Son excellence le baron Hallerkoï, gouverneur des provinces réunies de Sclavonie, Dalmatie, Croatie, étudie lui-même et propage la doctrine de Hahnemann.

**Sardaigne.** — S. M. Charles-Albert a protégé l'homœopathie contre les persécutions du proto médical (1839 ; voir la patente royale en faveur de l'homœopathie).

**États-Unis.** — L'élan fut donné à New-Yorck, en 1827, par le docteur John Gray, président de la Société médicale de cette ville. En 1828, il n'y avait encore que deux médecins aux Etats-Unis : en 1829, quatre; six, en 1830 ; huit, en 1831 ; onze, en 1832 ; vingt et un, en 1833: trente-trois en 1834 ; cinquante-sept, en 1835 ; plusieurs centaines, en 1845, et aujourd'hui on ne les compte plus ; la majeure partie des médecins pratique l'homœopathie. Des missionnaires, parmi lesquels on remarque surtout le père Chazel, le père Bayer, pratiquent eux-mêmes la nouvelle doctrine, et pénètrent ainsi avec plus de facilité chez les peuples qu'ils évangélisent.

On compte plusieurs hôpitaux homœopathiques aux Etats-Unis.

A Washington, en 1848, l'état de Pensylvanie a adopté une loi, votée par la Chambre des représentants et par le Sénat, qui institue un collége de médecine homœopathique avec les mêmes droits et prérogatives que les anciens colléges de médecine, et fonde l'Académie de médecine homœopathique du nord de l'Amérique.

A Philadelphie, on a élevé un magnifique bâtiment qui porte le nom de Collége de médecine homœopatique. Un grand nombre de candidats y ont déjà reçu le titre de docteur. Le docteur comte de Bonneval écrivait en 1853 :

« Trente et un candidats viennent d'y être admis au doctorat ces jours ci. »

**Brésil.** — L'homœopathie, importée en 1840, y a pris un immense développement. La mortalité dans la capitale a diminué d'un quart, et celle de la race nègre, chez les planteurs, de moitié, depuis que l'homœopathie est partout pratiquée. Une école homœopathique a été ouverte en 1844 et autorisée le 25 mars 1846 ; elle confère les certificats d'étude et forme aujourd'hui une Académie puissante où les principes sont enseignés dans toute leur rigueur.

A Maranaho, l'hôpital de la Miséricorde est tout entier soumis au traitement homœopathique; il en est de même à l'hôpital de la Charité.

**Inde.** — Dans l'Inde l'homœopathie progresse ; un hôpital vient d'y être fondé.

**France.** — Il est des gens qui s'étonnent que le gouvernement français n'ait pas pris l'homœopathie sous son patronage, et ils en infèrent le peu de valeur de cette doctrine. Ces personnes oublient que le Gouvernement ne juge des questions médicales que par l'Académie de médecine, qui est le corps constitué pour l'éclairer à ce sujet. Or, l'Académie de médecine, comme toutes les Académies de province, s'oppose de toutes ses forces à la propagation de la nouvelle doctrine, et l'on sait quelle influence peuvent avoir des corps savants qui ont l'oreille des puissants et qui sont le canal des grâces et des faveurs, aussi bien que des destitutions et des tracasseries. Dans certains pays, l'homœopathie a pu prendre un essor plus rapide, soit parce que les médecins haut placés ont eu le courage de se mettre à la tête du mouvement, soit parce que les souverains, peu soucieux des opinions académiques, *et éclairés, sans doute, sur ce sujet par certaines confidences*, ont ordonné des expérimentations ou accordé, de prime abord, leur patronage à la nouvelle doctrine. Mais tout nous dit d'espérer; la vérité marche et ne peut tarder à se produire au grand jour de l'enseignement officiel. Déjà le Gouvernement a reconnu les services de plusieurs homœopathes en les nommant chevaliers et même officiers dans l'ordre de la Légion-d'Honneur, en leur confiant des missions scientifiques, etc. C'est ici le cas de parler d'une cure remarquable dont les allopathes ont vainement cherché d'amoindrir la valeur.

M. le maréchal de Saint-Arnaud, ministre de la guerre, était parti de Paris atteint d'une maladie que les sommités médicales regardaient comme incurable. On lui accordait même à peine quelque temps à vivre. Arrivé à Marseille, le fâcheux pronostic semblait plus que jamais prêt à se vérifier, le mal empirait de jour en jour, et la mort du maréchal paraissait imminente. M. de Saint-Arnaud s'adressa à l'homœopathie et il fut guéri. Je puis d'autant mieux certifier ces faits que j'ai eu entre mes mains la correpondance du maréchal avec son médecin. Nous reproduisons la lettre écrite par le maréchal au comte de Bonneval, qui, en présence de certaines dénégations, voulut s'assurer du fait et s'adressa directement à M. de Saint-Arnaud.

« Paris, 5 mai 1853.

« Monsieur le comte,

« Vous me faites l'honneur de me demander s'il est vrai qu'atteint dernièrement d'une maladie grave, j'ai dû ma guérison à l'homœopathie ; en répondant à cette question, je suis heureux d'acquitter ma dette de reconnaissance, et de rendre hommage à la vérité.

« Depuis quinze ans, les fatigues de la guerre et l'influence du climat africain, avaient jeté dans ma santé un désordre que mon entrée aux affaires a porté bientôt à son comble. En passant à Marseille, pour me rendre à Hyères, j'ai consulté M. le docteur Chargé, médecin homœopathe, dont le savoir et l'amitié, m'inspiraient depuis longtemps une égale confiance. J'avais, je l'avoue, la persuasion que mon mal était sans remède ; mais heureusement j'ai rencontré, dans le docteur Chargé, ce qui fortifie le cœur, ce qui ranime la vie ; les soins qu'il m'a donnés ont fait rapidement disparaître tous les accidents, et ramené ma santé à un état normal que chaque jour voit se raffermir sans aucune réaction.

« Vous m'exprimez, Monsieur le comte, le désir de voir ouvrir à l'homœopathie un établissement où elle puisse enseigner et appliquer officiellement sa doctrine. Il ne m'appartient pas de traiter ici cette grave et délicate question ; mais j'ai le ferme espoir que la vérité, ce besoin si pressant de tous les esprits sérieux, ne tardera pas à se faire jour. Mon témoignage énergique et sincère ne fera pas défaut à l'homœopathie : je lui dois trop pour ne pas appeler de mes vœux tout ce qui peut en étendre la connaissance et en populariser les bienfaits.

« Recevez, etc.

« Signé : Maréchal A. DE SAINT-ARNAUD. »

Si l'homœopathie, en France, éprouve tant d'obstacles à pénétrer dans les Académies, en revanche elle a su conquérir le patronage des classes élevées de la société ; elle a pénétré également dans les masses. Nous n'en finirions pas, si nous voulions énumérer tous les noms éminents dans les lettres, les arts, les sciences, l'administration, etc., qui ont accepté la nouvelle doctrine. Nous pourrions montrer, nous-même à cet égard, plus d'un autographe intéressant. Il est même des médecins éminents, des professeurs qui ne cachent pas leurs sympathie pour la réforme de Hahnemann, mais qui, malheureusement, ont à redouter les foudres académiques.

Toujours est-il que les progrès de l'homœopathie sont de jour en jour plus sensibles ; résultat immense elle est placée dans la pratique au même niveau que sa rivale, elle a rang de doctrine ; les gens du monde, même les plus opposés aux idées nouvelles, ne craignent pas de consulter les praticiens de la nouvelle méthode dans les cas graves où la médecine consent à avouer son impuissance.

En 1830 ; il y avait deux médecins homœopathes, en France ; depuis, leur nombre n'a pas cessé de s'accroître ; la province en compte un nombre très-considérable ; Paris, seulement, en a aujourd'hui plus de cent cinquante.

Parmi les médecins homœopathes figurent trois docteurs médecins trappistes, qui, « devant Dieu et devant les hommes, affirment, après une longue expérience comparative de la nouvelle et des anciennes doctrines, la supériorité incontestable de l'homœopathie. » Ces savants religieux, formés à l'école du silence et de la retraite, jettent, pour l'homœopathie dans la balance, toute une vie d'abnégation chrétienne et une longue expérience, payée jusqu'au jour où la vérité hahnemannienne a brillé à leurs yeux, par de « *douloureuses déceptions.* »

L'homœopathie a des dispensaires dans les principales villes : elle a des journaux à Paris, Avignon, Rouen, Bordeaux, etc... Il ne se passe pas d'années sans que les praticiens de la nouvelle doctrine ne se réunissent en corps pour y discuter les questions scientifiques, et, dans chacune de ces réunions, ils appellent les allopathes à une discussion publique, appel auxquels ceux-ci n'ont jamais répondu.

A Paris, M. Tessier, médecin des hôpitaux, pratique publiquement l'homœopathie à l'hôpital Beaujon. M. Tessier, avant d'être homœopathe, occupait une position considérable dans l'école allopathique, il était alors médecin de l'hôpital Ste-Marguerite (Hôtel-Dieu, annexe); c'est dans cet hôpital qu'il entreprit ses premiers essais. Lorsque ces expériences commencèrent, elles se firent aux applaudissements de tous; les adversaires de l'homœopathie comptaient sur l'insuccès de l'expérience pour tuer la nouvelle doctrine, ses partisans espéraient que ses résultats lui obtiendraient une place dans l'enseignement officiel; les indifférents attendaient que la vérité sortît d'une expérience sérieuse. L'épreuve était solennelle, elle avait pour témoins un grand nombre de médecins; d'ailleurs, l'honorabilité de l'expérimentateur, le concours des internes des hôpitaux, la plaçaient en dehors de toute influence. Quand on vit réussir les traitements homœopathiques, car tout fut au mieux, une hostilité formidable éclata et s'adressa à l'autorité pour faire cesser les essais. L'autorité s'émut de cette dénonciation. Le ministre et l'administration des hôpitaux firent une enquête et constatèrent *que la mortalité était moins grande dans le service de M. Tessier, que dans les autres et* L'ENGAGÈRENT A POURSUIVRE LE COURS DE SES ÉTUDES COMME UTILES A L'HUMANITÉ.

L'administration des hôpitaux a fait ainsi successivement trois enquêtes, et chaque fois les faits constatés ont donné lieu aux mêmes félicitations. Les succès obtenus par M. Tessier durent encore, et ont aujourd'hui pour théâtre l'hôpital Beaujon, où l'on a vu l'homœopathie fournir dans le choléra des résultats non moins concluants.

L'administration des hospices a publié officiellement les statistiques générales de l'hôpital Ste-Marguerite.

Dans cet hôpital MM. Valleix et Marotte, allopathes, avaient 99 lits. M. Tessier, 100 lits. Ici les deux doctrines sont en présence, les termes des comparaisons sont plus faciles, les faits doivent avoir une signification irréfragable ; or, voici les résultats obtenus :

MM. Valleix et Marotte eurent, pendant les trois années 1848, 1850 et 1851 dans leur service 3,724 entrants, et 411 décès :

Soit, allopathie, 113 morts pour 1,000.

M. Tessier, durant les mêmes années, eut dans son service 4,663 entrants et 339 décès :

Soit, homœopathie, 85 morts pour 1,000.

L'administration des hôpitaux de Paris a donc rendu le témoignage le plus éclatant en faveur de l'homœopathie. Avant elle déjà, en 1846, l'administration de l'hôpital de Thoissey, où tous les malades étaient traités homœopatiquement, avait signalé les bienfaits de la nouvelle doctrine, sous la direction de notre savant et honorable confrère le docteur Gastier, président honoraire actuel de la Société Gallicane de médecine homœopathique de Paris.

On comprend que cette revue rapide que nous venons de faire de la situation actuelle de l'homœopathie est nécessairement très incomplète. Nous nous sommes bornés à mentionner les faits les plus généralement connus ; il nous eût été difficile de suivre pas à pas, dans ses progrès, une doctrine nouvelle qui marche et s'accroît tous les jours. En finissant, il est cependant quelques médecins homœopathes dont nous ne devons pas passer les noms sous silence. Et d'abord, à Munster, citons parmi plusieurs autres praticiens distingués, le vénérable et illustre docteur baron de Bœnninghaussen, conseiller du Roi, directeur du Jardin botanique, l'un des élèves les plus distingués de Hahnemann, et aujourd'hui le représentant le plus éminent de sa doctrine ; n'oublions pas

Gross, Attomyr, Rummel ; à l'université de Iéna, les professeurs Martin et Starke; à l'université de Tübingen, le professeur Eschenmayer; mentionnons encore le docteur Weber, médecin du prince de Solm ; le docteur Elwert, médecin de la cour, dans la capitale du Hanovre; le conseiller, docteur Kurz, médecin de plusieurs maisons souveraines ; le docteur Queen, médecin du roi Léopold ; le docteur Hampe, médecin du prince régnant de Lichtenstein ; le docteur Weber, conseiller à la cour de Hesse, médecin du prince de Lich et d'Hohensolm, auteur d'un ouvrage classique en homœopathie ; le docteur Mendt, qui a été médecin de la famille Bonaparte pendant son exil en Italie ; des princes Louis, Jérôme, de la princesse Hortense ; puis, successivement du duc de Bassano, de Savary et de la famille Murat ; énumération à laquelle on pourrait ajouter encore les noms d'autres praticiens qui, par leur position officielle auprès des souverains et des familles puissantes, par les places qu'ils occupent dans les Facultés, les Académies, garantissent l'avenir de l'homœopathie. Les allopathes reconnaissent eux-mêmes cette influence de l'homœopathie qu'ils ne peuvent nier. Nous lisons dans un article sur la littérature médicale allemande, publié par un journal allopathique. (1)

« **L'homœopathie a ses hôpitaux, ses journaux, ses cliniques, et compte même au sein des universités de nombreux partisans.** »

Ces triomphes de l'homœopathie après tant de luttes et de persécutions devraient faire réfléchir ceux qui la jugent sans la connaître. Si tant de médecins considérables sont venus à l'homœopathie, après l'avoir repoussée ou accueillie avec défiance, si tant de souverains ont cassé ces édits de réprobation qu'ils lui avaient d'abord opposés et lui ont confié leur existence et celle de leurs sujets ; c'est qu'elle a donné des preuves éclatantes de sa

(1) *Archives gén. de méd.*, 4e série, t. 23, p. 122.

supériorité sur les autres méthodes ; c'est que dans les essais entrepris par des hommes impartiaux, elle a fourni les plus brillants résultats. On en jugera par la statistique suivante que nous empruntons à l'excellent ouvrage du docteur comte de Bonneval, et où les traitements allopathiques et homœopathiques sont mis en présence dans la pneumonie et le choléra :

## TABLEAU SYNOPTIQUE DE LA PNEUMONIE.

**Malades traités sans saignées ni sangsues.**

par les méthodes de Brown et de Rasori.

Moyenne de la mortalité : 15 pour 100.

**Malades traités par les évacuations sanguines,**

Moyenne de la mortalité : 30 pour 100.

**Malades traités par l'homœopathie,**

Moyenne de la mortalité : 5 pour 100.

### CHOLÉRA.

ALLOPATHIE.

Moyenne de la mortalité : 51 1/2 pour 100.

HOMOEOPATHIE.

Moyenne de la mortalité · 8 1/2 pour 100.

---

## JURISPRUDENCE DE L'EMPIRE.

*Sur la pharmacie homœopathique.*

La cour impériale de Poitiers vient de décider, conformément à la jurisprudence des cours impériales de Dijon, Paris et Bordeaux, et contrairement à un arrêt récent de la cour de cassation, que les médicaments homœopathiques sont des préparations *officinales* et non *magistrales*, et que, *là où il n'existe pas de pharmacie homœopathique spéciale*, les pharmaciens ordinaires ne sont point aptes à les préparer ; qu'ainsi, le médecin homœopathe se trouve (*dans ces localités*) sous l'exception contenue dans l'art. 28 de la loi du 21 germinal an XI et en bénéficie au même titre que les médecins ordinaires dans les localités où il n'y a pas d'officine allopathique, que dès lors il est autorisé à distribuer des médicaments, pourvu qu'ils aient été pris dans *une pharmacie homœopathique spéciale.*

---

Saumur, imprimerie de ROLAND fils.

# LA SUETTE ET LE CHOLÉRA

## ÉPIDÉMIQUES

**Traités par**

## L'HOMŒOPATHIE

***RAPPORT***

A S. E. le Ministre de l'Agriculture, du Commerce
et des Travaux publics,

*Sur la mission qu'il nous avait confiée en Champagne,*

**PAR**

LE Dr F. PERRUSSEL

(Médaille d'Or, 1854).

*Un vol. in-8°, chez* J.-B. BAILLIÈRE, *libraire*,
*rue Hautefeuille*, 19.

www.ingramcontent.com/pod-product-compliance
Ingram Content Group UK Ltd.
Pitfield, Milton Keynes, MK11 3LW, UK
UKHW022155190726
13855UKWH00004B/1494